AF476232

LEÇON D'OUVERTURE

D'UN

COURS DE CLINIQUE MÉDICALE

A L'HOTEL-DIEU DE PARIS,

PAR M. NOËL GUENEAU DE MUSSY.

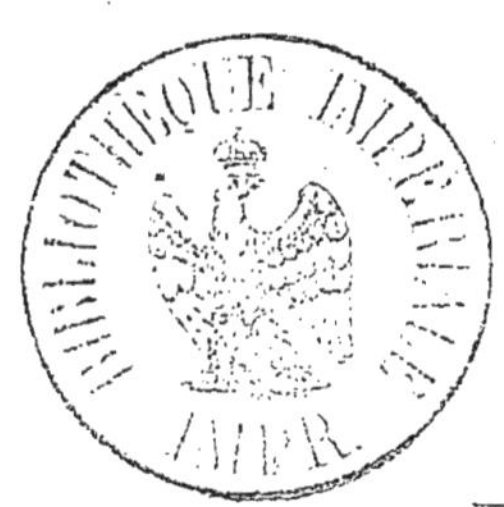

PARIS
TYPOGRAPHIE DE HENRI PLON,
IMPRIMEUR DE L'EMPEREUR,
RUE GARANCIÈRE, 8.

1859

LEÇON D'OUVERTURE

D'UN

COURS DE CLINIQUE MÉDICALE

A L'HOTEL-DIEU DE PARIS.

Messieurs, avant d'étudier avec vous les malades qui se trouvent actuellement dans les salles de la Clinique, permettez-moi de vous exposer en quelques mots comment je comprends la clinique, et quels sont les principes qui me dirigeront dans cet enseignement.

Je ne puis partager l'opinion de ceux qui pensent que les doctrines n'ont aucune importance en médecine; je crois, au contraire, que les doctrines sont le fondement de la pratique; d'ailleurs, en commençant ce cours par l'exposition de quelques généralités philosophiques, je me conforme aux traditions qui m'ont été laissées par l'illustre maître que je suis appelé à suppléer, et dont tous ici nous regrettons l'absence.

La clinique est à proprement parler l'enseignement de la médecine pratique ; tandis que la pathologie vous a fait connaître le côté scientifique de la médecine, l'objet de la clinique est de vous initier à l'art médical ; la première s'occupe des maladies, la seconde étudie les malades.

Se prêtant un mutuel appui, inséparables l'une de l'autre, la pathologie et la clinique suivent des méthodes bien différentes : l'une part des faits particuliers, pour les comparer, les grouper, les généraliser, les abstraire ; l'autre, s'emparant de ces données fournies par la pathologie, les applique aux cas particuliers, en tire des inductions pour connaître les lésions qui correspondent aux symptômes extérieurs, pour prévoir les tendances de la maladie, pour déterminer le traitement qu'il convient de lui opposer ; mais elle ne perd jamais de vue *le malade*, c'est-à-dire un organisme qui souffre et qui combat, apportant dans cette lutte ses aptitudes individuelles, originelles ou acquises.

Ces quelques mots suffisent pour définir le terrain de la clinique : mais, comme l'a dit un des écrivains les plus célèbres de nos jours, tout enseignement suppose une doctrine et une méthode. Je dois donc commencer par vous faire connaître la doctrine et la méthode que j'ai adoptées. N'attendez pas de moi, ou plutôt ne craignez pas que j'entreprenne ici un exposé complet des doctrines médicales ; je veux seulement vous faire une profession de foi motivée, c'est-à-dire vous exposer simplement et franchement les principes que je crois être vrais, et qui servent de fondement à ma pratique ; principes auxquels je suis d'autant plus attaché qu'ils ne sont pas miens. Ils ont été professés, dès l'origine de notre art, par les grands maîtres qui l'ont créé, et ils ont eu pour défenseurs, dans la suite des siècles, les praticiens les plus éminents.

Toutes les doctrines médicales gravitent autour de deux notions fondamentales : la notion de la vie, et la notion de la maladie.

Toute médecine, toute thérapeutique, dérivent de la solution qu'on donne à ces deux questions; et ceux mêmes, qui évitent de les poser, les résolvent implicitement, sous peine de demeurer dans un scepticisme qui ne peut conduire en thérapeutique qu'à un empirisme grossier, ou à une expectation systématique.

Qu'est-ce donc que la vie? Sur cette question, deux doctrines sont en présence, chacune d'elles se subdivisant en plusieurs sectes.

Les uns ne voient dans la vie qu'un résultat du jeu des organes ; elle est une propriété de l'organisme, comme le magnétisme est une propriété de l'aimant.

Les autres la regardent comme une cause, une force, ce qui est tout un, car tout ce qui est cause est force, et une force ne se révèle à nous qu'en tant qu'elle est cause; cette force domine l'organisme, préside à son développement et à sa conservation.

Entre ces deux opinions, qui se contredisent, où est la vérité? Quand l'organisme est arrivé à son complet développement, la force qui l'anime se cache sous la complication de ses instruments. On peut s'arrêter un moment à cette pensée que la vie est un mécanisme très-délicat, très-ingénieux, mais qui, tôt ou tard, livrera ses secrets aux efforts de la chimie et de la physique.

Pour mieux juger la question, il convient d'étudier l'organisme sous sa forme la plus simple, dans sa manifestation primordiale, *ab ovo*, comme on dit. Oui, dans l'œuf! Et qu'y trouvons-nous, dans cet œuf? Une cellule, une agglomération de petites granulations. Armez-vous du microscope, du scalpel, ils ne vous apprendront rien de plus. La chimie, avec son admirable arsenal de procédés et d'appareils analytiques, tous ses fourneaux, toutes ses cornues et tous ses réactifs, arrivera à vous dire qu'il y a un peu d'albumine, de la matière grasse et quelques sels.

Eh bien, dans ce corps si simple, il y a une activité vitale si grande, si puissante, qu'elle ne va pas seulement se manifester par des actes fonctionnels, mais qu'elle va créer les organes eux-mêmes, et produire un être vivant qui représentera les caractères spécifiques, et même, dans une certaine mesure, les caractères individuels des êtres dont il est sorti.

Quel est le mécanisme qui peut accomplir de pareils effets?

Comment soutenir que la vie est le résultat de l'action des organes, puisque là elle précède les organes, elle les fait? Quel serait d'ailleurs l'organe affecté à cette fonction, la plus importante de toutes, l'évolution du fœtus? Personne ne l'attribuera à l'utérus, puisque l'embryon peut se développer en dehors de sa cavité; c'est donc dans le germe lui-même qu'il faut placer la force qui préside à son développement. Quelques personnes pensent échapper à la nécessité de reconnaître l'existence de cette force en disant que le développement fœtal, comme la vie elle-même, sont le résultat de lois. A mes yeux, je vous l'avoue, c'est se payer d'un mot; ou le mot loi n'indique que les rapports généraux et constants des phénomènes sans rien exprimer sur leur cause productrice, et alors, dire qu'un fait est le résultat d'une loi, c'est dire qu'il arrive ainsi parce qu'il arrive toujours ainsi ; en un mot, c'est le simple énoncé du fait ; ou bien on attribue à la loi la production du phénomène, et alors on en fait une force ou la manifestation d'une force, parce que tout ce qui est cause est force.

Ainsi donc, quand on presse les mots ambigus à l'aide desquels on a essayé d'éliminer la notion de force, on trouve qu'ils n'en sont que l'expression déguisée.

Mais l'organisme une fois développé, la vie se réduit-elle à un mécanisme, comme le veulent certains médecins qui admettent bien la force vitale comme moteur initial? Mais pour eux, une fois l'impulsion donnée et les organes constitués, cette force cesserait d'intervenir, et, condamnée à l'inaction comme le dieu des stoïciens, elle demeurerait étrangère au gouvernement de l'économie vivante.

Le premier inconvénient de cette théorie, c'est qu'elle est entièrement hypothétique, et qu'en établissant cette séparation entre l'organisme et la force vitale, elle individualise celle-ci et conduit fatalement à l'animisme, c'est-à-dire à cette doctrine qui admet la force vitale comme un être essentiellement distinct par sa nature de l'organisme, et que Stahl, après Descartes, douait de conscience et de volonté en le confondant avec le principe pensant. Cette hypothèse mène aux plus déplorables conséquences en philosophie, et a suscité bien des adversaires au vitalisme, avec lequel on l'a trop souvent confondue.

Un autre reproche plus grave encore que j'adresserai à ce système, c'est qu'il est en contradiction avec les faits.

Cette force génératrice s'arrête-t-elle après l'évolution complète du fœtus ? Mais est-ce que l'enfant ne continue pas à s'accroître et à se transformer ? A-t-elle achevé sa tâche quand le corps est arrivé à son développement complet ? Non, car les organes subissent, dans certaines de leurs parties du moins, un travail incessant de composition et de décomposition ; ils changent dans leurs éléments constituants, tandis que la forme, l'*idée*, comme disait Platon, persiste. La nutrition est une génération prolongée.

Ainsi donc, le raisonnement et l'observation se réunissent pour nous faire admettre une force différente des forces inorganiques, force qui produit les phénomènes de la vie, et que nous appelons force vitale.

En l'admettant d'ailleurs, et en la séparant des forces physico-chimiques, nous ne faisons que suivre la méthode des physiciens, qui est la méthode générale des sciences, et qui, là où on observe un ordre spécial de phénomènes différent de tous les autres, absolument inexplicable par les lois des causes connues, les rapporte à une cause ou force spéciale. C'est donc en vertu de ce procédé légitime de l'esprit humain que derrière les phénomènes vitaux, irréductibles en actes physico-chimiques, nous plaçons la force vitale.

Ce n'est pas à dire qu'il n'y ait point place dans l'organisme pour les forces chimico-physiques, l'expérience de tous les jours protesterait contre une doctrine aussi exclusive ; mais quel est le rapport de ces deux ordres de forces? Je vais tâcher de vous l'expliquer.

La force vitale se réalise et se manifeste dans un organisme, c'est-à-dire dans un agrégat d'éléments ou de forces inorganiques. Je dis éléments ou forces, car je regarde comme un dogme philosophique incontestable, exprimé déjà par Aristote, et irrévocablement établi par Leibnitz, que les idées de substance et de force sont inséparables l'une de l'autre. Eh bien, ces forces ou éléments inorganiques, coordonnés par la force vitale pour constituer l'organisme, sont harmoniquement subordonnés à cette force, mais conservent cependant leurs facultés, leurs attributs, agissent conformément à leurs lois propres, en tant que ces lois ne sont pas en contradiction avec les lois de la vie.

Ainsi mettez votre tête dans une position déclive, le sang y afflue en plus grande quantité sous l'influence de la pesanteur, mais non pas cependant d'une manière absolument conforme aux lois de la pesanteur : la vie ne perd jamais son droit, et je ne crois pas qu'on puisse trouver dans sa sphère un acte qui soit exclusivement et absolument physique ou chimique ; la vie y entre toujours comme élément essentiel, et ordinairement comme cause modificatrice.

En étudiant les caractères intimes de la vie, je n'ai point eu la prétention de vous montrer l'homme tout entier : je ne vous ai parlé que des phénomènes que nous percevons sous la condition d'espace, et que nous appelons phénomènes matériels ; il en est qui échappent à cette condition, qui ne peuvent s'expliquer par le mouvement, et qui, selon l'expression de Kant, ne correspondent qu'à l'idée de temps, ne se mesurent que par lui; ce sont les actes moraux et intellectuels, dont l'âme est le foyer et le principe. Le médecin doit connaître tout l'homme, parce que toutes les parties de l'homme sont jusqu'à un certain point solidaires, dans la santé comme dans la maladie.

Fidèle à cette logique, que nous croyons vraie, de même que nous avons admis une force spéciale derrière les actes vitaux, parce qu'ils ne peuvent s'expliquer par les lois du monde inorganique, nous admettons une force distincte pour les actes moraux, parce que, je le répète, ils ne tombent pas sous la condition d'espace, et que, pour parler le langage de la philosophie, nous ne trouvons absolument rien dans le mouvement qui leur soit adéquat ; et de même que dans l'organisme les forces physiques sont subordonnées à la force vitale, de même dans le monde moral la volonté libre de l'homme doit subordonner les instincts organiques à la loi morale, qui a son sanctuaire dans la conscience humaine.

Cette force intellectuelle exerce sur l'organisme une incontestable action; par contre, elle subit son influence. Et ne croyez pas que ce soient là de vaines spéculations ; à chaque instant il faut tenir compte de ces notions au lit du malade. De même que je vous montrerai une foule d'états morbides dérivant des chagrins, des passions, des désordres de l'être pensant, je vous ferai voir qu'on peut, par l'intermédiaire de celui-ci, agir sur l'organisme d'une manière puissante, efficace. Ainsi on a vu plus d'une fois des malades tombés dans une prostration qui semblait les menacer d'une mort prochaine, subitement ranimés par la joie que leur causait l'arrivée imprévue d'un parent ou d'une personne aimée, et à partir de ce moment, marcher rapidement vers la convalescence; c'est surtout dans les affections du système nerveux, qui est l'instrument le plus immédiat du principe pensant, que ces actions morales interviennent de la manière la plus puissante, et font passer quelquefois presque sans transition de la maladie à la santé.

Le médecin qui se priverait d'un pareil secours ne mériterait pas le nom de médecin. Dans toutes les affections accompagnées d'une dépression de l'innervation, le stimulus moral ne doit jamais être négligé, et certainement on fait quelque chose pour le malade si on peut faire arriver jusqu'à son intelligence affaiblie quelques pensées d'espérance et d'encouragement. C'est un tonique, un excitant qui en valent bien d'autres, et qui dans tous les cas s'ajoutent utilement aux autres.

L'autre point cardinal, avons-nous dit, de toute doctrine médicale, c'est la notion de la maladie. Pour abréger ces considérations générales qui pourraient fatiguer votre attention, je vous exposerai tout d'abord la définition que j'ai cru devoir adopter.

Je définirai ainsi la maladie : Une évolution d'actes anormaux résultat et manifestation d'un conflit entre l'organisme vivant et une cause qui en trouble l'harmonie fonctionnelle.

Je dis une évolution, parce que les différents actes successifs d'une maladie sont enchaînés l'un à l'autre, et forment un tout, de telle sorte que Platon a pu dire avec quelque raison que, semblable à un animal, elle parcourt successivement des périodes de naissance, d'accroissement, de développement complet, de décadence et de mort. Ceci répond à cette opinion qui ne veut voir dans la maladie que des éléments anatomo-pathologiques se groupant au hasard comme les atomes crochus d'Épicure. Je ne croirais pas devoir parler de cette doctrine si elle n'avait pour soutien la grave autorité d'un maître justement célèbre. Je la réfuterai en deux mots : Vous rejetez les maladies, parce que, dites-vous, jamais chez deux malades différents les maladies de même nom ne présentent identiquement les mêmes caractères : mais alors vous devriez rejeter toutes les espèces naturelles; vous ne trouverez pas deux plantes de même espèce parfaitement semblables, deux hommes qui aient exactement les mêmes traits, et vous auriez, à ce titre, le droit de soutenir qu'il n'y a ni espèces botaniques ni hommes, mais des collections de feuilles, de racines, de pétales, d'étamines, etc., ou, si vous voulez, de nez, d'oreilles, de cheveux, de foies, de rates, tous dissemblables entre eux !

Je demanderai encore à l'auteur de cette doctrine : Croyez-vous que vos états organopathiques soient des unités plus constantes et plus précises que nos maladies ? Mais dans chacun d'eux, dans la bronchite, par exemple, que d'éléments une analyse, faite à votre point de vue, va nous révéler ! Modifications d'innervation, troubles de circulation, altérations de sécrétion, épanchements de produits nouveaux dans la trame des tissus enflammés. Croyez-vous que toutes ces lésions se présentent toujours avec des caractères identiques chez tous les sujets ? Mais admettons un moment cette identité : pensez-vous qu'elles demeurent un seul instant dans les mêmes conditions ? Tant qu'il y a vie, il y a transformation, changements continuels ; on peut dire des organes ce qu'un ancien philosophe disait du monde : Ils ne sont pas, ils deviennent sans cesse ; et votre unité absolue est aussi insaisissable dans le temps que dans l'espace.

En combattant les doctrines, j'espère n'avoir porté aucune atteinte au respect que m'inspirent les personnes ; je dirai plus, je suis l'exemple qu'elles m'ont donné en s'écartant des traditions de leurs maîtres, pour chercher la vérité avec une entière liberté de pensée et une complète indépendance de caractère, et par là j'espère, en les imitant, avoir droit à leur indulgence.

La maladie, vous ai-je dit, est le résultat et la manifestation d'un conflit, etc.

Certains vitalistes ont voulu définir la maladie : une réaction de l'organisme qui tend à la guérison. Sans doute, l'organisme réagit. S'il ne réagissait pas, s'il subissait passivement l'action morbide, il ne vivrait pas ; la réaction est un caractère essentiel à la vie ; là où elle ne se manifesterait pas, il y aurait mort générale ou partielle.

J'admets que la réaction peut avoir pour cause finale la guérison. Toute force, en effet, a ses lois et sa destination, et nous avons dit que l'activité de la force vitale ne s'arrêtait pas au moment de la naissance, ni même à l'époque du développement complet, mais que cette force présidait à la conservation et au renouvellement incessant de l'organisme; il semble que ce soit en vertu des lois qui dirigent le travail régulier de la nutrition qu'elle ramène ce travail nutritif à ses conditions normales quand il s'en écarte.

Cette tendance conservatrice de la nature se montre bien évidente dans les affections traumatiques; nous la voyons se manifester encore, plus obscure, mais non moins réelle dans des maladies qui doivent se terminer d'une manière funeste. Prenons pour exemple la phthisie pulmonaire : ce ramollissement des tubercules, leur élimination consécutive, accompagnés de si formidables symptômes quand la lésion est très-étendue, ne semblent-ils pas cependant témoigner des efforts curateurs de la nature, et n'est-ce point en effet par ce procédé que la guérison s'accomplit le plus souvent dans les cas où on est assez heureux pour l'obtenir ?

Ainsi donc j'admets la réaction comme un des éléments essentiels de l'état morbide; j'admettrai même, si on veut, que cette réaction manifeste une tendance réparatrice : mais présenter celle-ci comme la maladie tout entière, c'est confondre le mal avec la guérison.

Le premier élément de l'état morbide, c'est cette incitation anormale qui précède et provoque la réaction, qui amène les troubles des fonctions et les lésions des organes, et qui pour le sens vulgaire, comme pour le médecin philosophe, constitue le phénomène saillant et caractéristique de la maladie.

Il me resterait bien des choses à vous dire sur ces questions, mais ces principes une fois posés, je préfère vous présenter les développements qu'ils comportent comme une déduction des faits qui seront soumis à notre observation.

— La méthode clinique me paraît découler tout naturellement des principes doctrinaux que je viens d'exposer : Si la maladie est une lutte entre l'organisme vivant et une cause qui en trouble l'harmonie fonctionnelle, il faut, pour résoudre le problème clinique, connaître ces deux éléments de l'état morbide.

Il faut donc étudier l'organisme, c'est-à-dire les ressources et la résistance qu'il peut opposer au choc de la maladie, ses habitudes hygiques et morbides, dont la connaissance est si importante pour le pronostic et pour le traitement, ses tendances manifestées par des actes antérieurs, ou latentes encore et présumées seulement d'après les conditions héréditaires, au sein desquelles il s'est développé.

Cette étude de l'organisme, de ses caractères individuels, et des aptitudes spéciales qu'il apporte dans la maladie, nous conduit à la recherche des causes. L'importance de cette recherche exige que nous en disions quelques mots.

Ces causes peuvent être rangées sous trois grands chefs.

Les unes sont en dehors de l'organisme. Ce sont les agents extérieurs, qui le modifient sans cesse par leurs qualités appréciables ou occultes : le calorique, l'électricité, l'action solaire, les influences saisonnières, l'air avec toutes ses variations de température, d'humidité, d'agitation, d'électricité, de composition chimique, cet ozone, par exemple, nouvellement découvert, ces myriades de germes organiques, tous ces miasmes invisibles et insaisissables dont l'air est le véhicule.

Voilà des modificateurs qui à chaque instant pressent sur l'organisme, au milieu desquels, malgré lesquels souvent la force vitale maintient l'équilibre. Car, comme l'a dit Bichat, il semble qu'il y ait lutte entre l'être vivant et le monde inorganique qui tend à l'absorber dans son sein. La plupart des maladies aiguës peuvent être rapportées à cet ordre de causes, et voilà pourquoi ces maladies revêtent souvent le caractère épidémique, parce qu'elles tiennent souvent à des causes générales.

Ainsi donc il ne faut pas considérer les maladies aiguës, qui se développent sous les mêmes influences, comme des faits toujours fortuits, isolés, indépendants les uns des autres. Il faut au contraire, ainsi que l'ont fait les grands praticiens des deux derniers siècles, les comparer, chercher si elles n'empruntent pas aux conditions communes au sein desquelles elles se sont développées une parenté, une sorte de génie commun dont il faudra tenir compte dans la détermination des indications thérapeutiques.

Quand je vous parle, Messieurs, de cette intervention des agents extérieurs dans la production des maladies aiguës, il est bien entendu que je ne leur attribue pas une puissance absolue; ils doivent, pour agir, rencontrer une prédisposition, une aptitude spéciale de l'économie; il faut en un mot, comme l'a dit ingénieusement M. Pidoux, que l'organisme développe la maladie comme par une sorte de conception, d'imprégnation, dans laquelle la cause extérieure joue le rôle d'agent fécondant.

Ce travail d'incubation des maladies est surtout bien évident dans celles que je réunirai dans un second groupe, qui naissent par contagion, dans lesquelles le principe de l'action morbide est transporté d'un être vivant à un autre être vivant.

Enfin, beaucoup d'affections ont leur racine dans l'organisme même, soit qu'elles procèdent d'une disposition primordiale innée, soit qu'elles doivent être imputées à ces modifications profondes de la constitution qui succèdent quelquefois à l'influence prolongée des agents extérieurs, à l'abus persévérant des facultés organiques, aux ébranlements causés par les passions et par les douleurs de l'âme. Originelles ou acquises, ces dispositions morbides ne s'expriment pas seulement dans les maladies qu'elles produisent, mais elles peuvent modifier celles qui se développent sous l'action des autres causes dont nous avons parlé.

Maîtres de ces premières notions, qui vous font connaître le terrain où s'exerce l'action morbide, il faut étudier celle-ci. On examine d'abord l'aspect extérieur du malade : sa physionomie, son attitude générale, la couleur de sa peau, fournissent à l'œil exercé d'utiles indications.

On écoute ensuite les renseignements qu'il peut donner sur la marche et les caractères de sa maladie, en contenant son récit sans le diriger.

Et alors on interroge soigneusement toutes les fonctions, tous les organes, avec le secours de ces merveilleux procédés et de ces instruments d'exploration que l'art moderne nous a fournis.

Le foyer principal de l'état morbide étant connu, il faut étudier ses irradiations sur toute l'économie; une étroite solidarité en réunit toutes les parties.

Tout est harmonie, tout est sympathie, a dit le père de la médecine; il y a des maladies localisées, il n'y a pas de maladies locales; l'unité de la vie domine et relie toutes ses manifestations. Il faut donc étudier tous les retentissements de l'état morbide, qui varieront suivant les tendances de chaque maladie et suivant les dispositions individuelles de chaque malade. Mais il faut surtout fixer son attention sur les deux grands systèmes fondamentaux de l'économie, le système circulatoire et le système nerveux, dont l'état nous fait juger, dans un grand nombre de cas, de l'intensité de l'action morbide et de la puissance réactionnelle que l'organisme lui oppose.

On passe ensuite successivement en revue les autres appareils, en s'arrêtant davantage sur ceux que les renseignements obtenus du malade désignent plus spécialement à l'observation du médecin. On ne néglige pas l'examen des produits excrémentitiels, des urines principalement, qui fournissent de si utiles notions sur les modifications du travail nutritif.

Après avoir réuni toutes ces données, on pose le diagnostic, ou du moins on le circonscrit dans certaines limites, si on ne peut toujours le déterminer avec précision; dans tous les cas, on connaît, ce qui est plus important encore, les indications, c'est-à-dire ces modifications des actions vitales qui montrent au médecin la conduite qu'il doit suivre, la direction qu'il doit tracer au malade. Ces indications ne doivent pas être tirées seulement de telle ou telle altération locale des organes ou des fonctions. Placé au point de vue doctrinal que j'indique plus haut, on étudie l'ensemble de l'état morbide. C'est encore de ce même point de vue qu'on observe et qu'on juge la marche de la maladie : si celle-ci est un conflit, si la force vitale, en vertu de ses lois conservatrices et réparatrices, tend à maintenir ou à rétablir l'harmonie de l'organisme au milieu de toutes les causes de trouble qui agissent sur lui, dans les maladies qui tendent naturellement à une terminaison heureuse, comme un grand nombre de maladies aiguës, le rôle du médecin consiste à suivre d'un œil attentif les différentes phases de cette lutte, sans oublier un instant que c'est la nature qui guérit. Il faut donc prendre garde de la troubler par une intervention intempestive dans ses opérations salutaires ; il faut connaître les procédés à l'aide desquels elle ramène ordinairement l'équilibre troublé, les phénomènes qui accompagnent ce travail conservateur, et qu'on a appelés phénomènes critiques ; y aider, s'il est possible ; en un mot, on doit se tenir le plus près possible de la nature, la suivre pas à pas, l'imiter dans certains cas, soutenir ses forces, les relever si elles défaillent, modérer l'action vitale si elle est excessive ; calmer les douleurs, causes d'excitation générale et de fluxion locale.

Dans les cas trop nombreux, au contraire, où l'activité de la nature serait impuissante pour amener la guérison, ou ne l'accomplirait qu'après de trop longs efforts ; dans ceux encore où la maladie attaque un organe essentiel à la vie, il faut agir, et agir avec décision, avec énergie. Mais en combattant la maladie n'allez pas la regarder comme un parasite qu'on peut écraser ou extirper, mais bien comme une évolution d'actes vitaux qu'il faut diriger et contenir, et dont il faut très-souvent chercher à changer la direction. Dans bien des cas, en effet, vous ne pourrez pas atteindre le principe de l'action morbide, mais vous pourrez détourner ou affaiblir celle-ci en la divisant, en l'éparpillant sur plusieurs points. C'est l'objet de la médication dérivative, à laquelle il faut faire une si grande part, et surtout dans les maladies extrêmement nombreuses qui sont accompagnées de congestions primitives ou secondaires.

Mais dans ces circonstances mêmes où il faut combattre les tendances de la nature, il ne faut pas oublier qu'on ne peut combattre sans elle. Nous pouvons changer sa direction, mais nous ne pouvons nous passer de son concours ; toujours, et dans les cas mêmes où l'art est intervenu de la manière la plus efficace, on peut répéter avec Hippocrate : C'est la nature qui guérit.

Ce que je viens de dire montre toute la distance qui sépare la méthode médicale de la méthode chirurgicale. Le chirurgien s'occupe surtout des lésions mécaniques des organes, ou encore de ces produits anormaux de la vie qui, ne pouvant pas être assimilés, ou éliminés, ou isolés par elle, doivent être retranchés de son sein, quand ils sont accessibles aux moyens chirurgicaux ; ce qui n'empêche pas le chirurgien, digne de ce nom, de ne jamais perdre de vue qu'il agit sur un organisme vivant, où chaque lésion *mécanique* locale produit une réaction *vitale* de l'ensemble, où tout se tient, où tout sympathise; et avant de porter le fer ou le feu sur les tissus, il calcule les ressources de la nature réparatrice, et quand il les croit suffisantes, il préfère l'action lente, mais sûre, de la nature aux effets plus rapides, mais toujours dangereux, de l'opération. Ces principes ont donné naissance à cette chirurgie conservatrice, je dirais volontiers médicale, plus habile que toute autre, quand il est opportun d'agir, mais agissant toujours avec circonspection, et qui compte, dans notre Faculté comme dans la corporation des chirurgiens des hôpitaux, de si illustres représentants et de si éloquents vulgarisateurs.

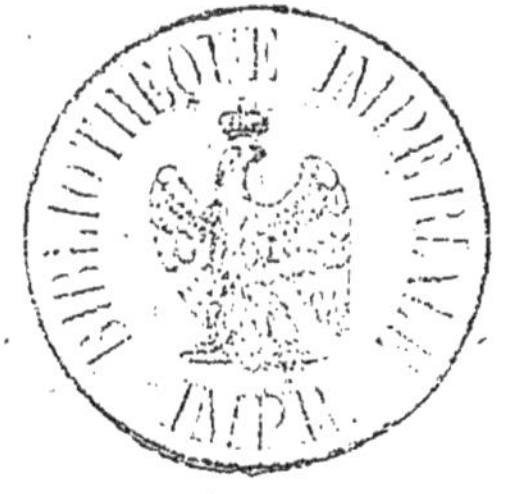

www.ingramcontent.com/pod-product-compliance
Ingram Content Group UK Ltd.
Pitfield, Milton Keynes, MK11 3LW, UK
UKHW020459220726
13923UKWH00006B/2652

9 782019 266936